I0423426

# Miriam Hernández Artigot

Enfermera, canalizadora y Terapeuta del Alma y Vidas Pasadas.

Dedica parte de su tiempo a escribir mientras canaliza.

Ha escrito manuales para adultos y niños para ayudarles a evolucionar en sintonía con la nueva frecuencia vibratoria de la Tierra.

En su web www.terapiadelalma.com.es se pueden leer artículos y ejercicios prácticos para la comprensión de situaciones espirituales y terrenales.

De una manera clara, sencilla, eficaz y junto a sus guías, nos ayuda a través de la práctica a desenvolvernos a diario con las energías que nos acompañan.

.

Publicaciones
- Manual para descubrir tu propósito de vida
- Autodescubrimiento personal para niños
- Manual para vivir conscientes
- Manual para ser

Descúbrelas todos en:
http://terapiadelalma.com.es

Depósito legal: Z 449-2016
ISBN-13: 978-1533100269

# Índice

# Agradecimientos

ESTE LIBRO ESTA DEDICADO A TODOS LOS NIÑOS CIUDADANOS DE ESTE MUNDO

Agradezco a las energías femeninas y a mis guías que me hayan estado acompañando y guiando para escribir estos sencillos manuales.

A Ángel Manuel Monreal Clavería que en todo momento me brindó su apoyo y me ayudó en el diseño.

A mi hermana Ivana Hernández que dedicó parte de su tiempo a leer el manual y revisarlo.

A mi sobrina Clara Hernández que con fervor y entusiasmo se prestó a realizar los ejercicios y acompañarme en este proceso.

A todos, muchísimas gracias por vuestra ayuda.

# Prólogo

Para mí, empezar a escribir este libro ha sido una odisea fantástica. Es mi primer manual canalizado. No sabía por dónde empezar, pero mis guías decían que hacía falta despertar a los niños que se habían dormido. No es culpa de nadie que acaben dormidos en la oscuridad del pensamiento de los demás, porque es eso lo que hacen, acaban haciendo y comportándose como los demás les dicen que hagan. Dejan de ser ellos mismos, eso les confunde, y dejan a un lado lo que han venido a hacer en esta vida.

El propósito en esta vida es servir a los demás como mejor sabemos. Y tenemos un propósito, un "trabajo" como lo llamamos aquí, que nos da satisfacción y alegría cada vez que lo hacemos. En cambio, ¿cuánta gente insatisfecha veis en su trabajo a pesar de que gana mucho dinero? Desde pequeños, muchos aprenden que el dinero es lo importante, cuando en realidad, lo importante es lo que hemos venido a hacer con amor, entusiasmo y felicidad. Y ese propósito es el que nos dará la abundancia, no solo material, sino también emocional. Porque cuando "trabajas en lo que realmente has venido a hacer" no te falta de nada.

Por eso mis guías me han pedido que haga este sencillo y pequeño manual, para que los niños se hagan estas preguntas, dirigidas a su corazón, y puedan conocer cuál es su propósito en esta vida.

Con ello se contribuye a mantener un nivel energético más elevado en el planeta Tierra.

Nada mejor que conocer desde niños nuestro propósito sin que tengan que pasar varios años terrenales hasta descubrirlo.

Invitamos a todos los adultos que se sientan insatisfechos a que lo lean con sus hijos o lo hagan ellos solos.

Gracias a tod@s por encarnar y contribuir a la elevación energética del planeta.

Gracias de corazón.

# Introducción

El manual es una serie de preguntas.

No se puede pasar a la siguiente pregunta sin antes haber contestado a la anterior.

La pregunta puede hacérsela ahora, pero puede responderse en otro momento.

Es muy importante que durante todo el manual el adulto lea primero los ejercicios para saber cómo se van a desarrollar y después hacerlos con el niño.

Hay personas que lo pueden terminar el mismo día y ser conscientes de su propósito en cuestión de horas, pero lo importante es hacerlo sin prisa.

Éste manual no pretende confirmar el propósito de vida de un adulto, pues el adulto que ya lo está cumpliendo no tiene necesidad de hacer los ejercicios, pero si acompaña a un niño en este sencillo proceso, podrá comprobar si sus pasos han sido los acertados.

La primera vez que inicie este manual es recomendable que haga las preguntas a un niño solamente. Una vez que lo hayan hecho con uno, entonces igual se sienten preparados para hacerlo con más de uno. Eso sí, el adulto solo puede escribir por un niño, así que las demás personas o niños deben saber escribir.

La edad ideal para hacerlo es a los 6 años, pero no es una norma fija en absoluto. Con 6 años son capaces de unir corazón y mente, y discernir. Antes de esta edad, pueden hacer caso solo al corazón o a la mente, y después, puede que hagan caso a la mente. De ahí la importancia de un adulto para que le enseñe al niño a "sentir" las preguntas, no a pensarlas. Esto es importante, tanto para el adulto como para el niño. Por eso al principio haremos un pequeño ejercicio para "aprender a sentir".

Ahora solo queda decirles, que disfruten y darles las gracias, por dar la oportunidad a sus hijos, sobrinos, nietos o niños a sentir la felicidad haciendo su "propósito de vida", "trabajando en lo que les gusta".

Ahora, relájense y disfruten.

## Aprender a sentir

Los dos siguientes ejercicios, después de leerlos y comprender y en qué consisten, deben ser imaginativos a la hora de hacérselos al niño. Son como pequeñas meditaciones visualizadas. Deben hacerse lentamente y dando tiempo suficiente para que responda.

Pueden utilizar música relajante o no.

Si el niño no responde, no importa, lo importante es lo que sientan, no lo que dicen.

# Ejercicio 1

Consta de 3 pequeñas meditaciones guiadas de pocos minutos.

Lo que está escrito en cursiva y entre paréntesis son anotaciones que no se deben decir en la meditación.

Pueden cambiar el formato o estructura de la pregunta si creen que el niño la entenderá mejor.

Se pueden hacer sentados o tumbados.

## Meditación 1

"Con los ojos cerrados, respiramos 3 veces profunda y lentamente.

Piensa en algo, alguien o una situación que te produzca felicidad y paz.

Avísame cuando ya lo sepas. *(Espere a que se lo confirme para continuar).*

Visualizando y pensando en esa situación, presta atención a  tu cuerpo y en las sensaciones físicas que tienes. [1]

Recorremos todo el cuerpo desde la cabeza bajando hacia los pies.

*(Preguntarle ahora muy despacito al niño, dándole tiempo para identificar sus sensaciones en cada parte del cuerpo)...*

Mientras piensas en esa situación agradable de paz y felicidad, dime...

¿Qué sensaciones físicas, sientes en tu cabeza?

Puede ser hormigueo, pinchacitos, una sonrisa, un escalofrío, una  sensación de amor (localizada o no en una parte del cuerpo)... o simplemente no sentir nada.

---

[1] Es muy importante que el niño entienda que deben ser sensaciones físicas que note en el cuerpo.

¿Qué sensaciones corporales o físicas sientes en tu cuello?

¿Qué sensaciones corporales o físicas sientes en tus brazos?

¿Qué sensaciones corporales o físicas sientes en tus manos?

¿Qué sensaciones corporales o físicas sientes en tu espalda y tronco?

¿Qué sensaciones corporales o físicas sientes en tus piernas?

¿Qué sensaciones corporales o físicas sientes en tus pies?

Y ahora dime, ¿qué sensaciones internas o emociones tienes con esa imagen? [2]
Puedes sentir, paz, escalofrío interno, alegría, satisfacción, amor, serenidad... *(Dar tiempo, puede costarle expresar con palabras lo que siente, por eso se le puede ayudar dándole algunos ejemplos).*

Al contar hasta tres, abrirás los ojos lentamente y muy tranquilo, encontrándote de nuevo en esta habitación, 1, 2 y 3 *(Contar despacio)"*

---

[2] Es muy importante que el niño entienda ahora que deben ser emociones y no sensaciones físicas.

Para poneros un ejemplo, la sensación física agradable yo la siento en la cara y con una emoción como si quisiera llorar de alegría.

La sensación física desagradable la siento como un nudo en la garganta y a veces como malestar estomacal y/o general.

A ustedes les pedimos que le pregunten al niño por todas las partes de su cuerpo para que empiece a desarrollar esa intuición pero hay niños que directamente responderán qué zona corporal o qué emoción sienten sin tener que pasar por todas las zonas del cuerpo. Independientemente de que localicen la sensación al instante, es aconsejable la primera vez, recorrer todo el cuerpo.

Cualquier zona corporal es válida. Da igual si es un dedo del pie como las zonas íntimas. Lo comento porque cada persona siente diferente y en distintas partes del cuerpo.

Después de anotar las sensaciones, se continúa con otra pequeña meditación.

## Meditación 2

"Con los ojos cerrados, respiramos 3 veces profunda y lentamente.

Piensa en algo, alguien o una situación que no te guste y que te haga sentir mal, o con miedo, enfadado, triste...etc.

Avísame cuando ya lo sepas. *(Esperen a que se lo confirme para continuar).*

Visualizando y pensando en esa situación, presta atención a tu cuerpo y en las sensaciones físicas que tienes.

*(Y procedemos a actuar de la misma manera que antes).*

Primero sentiremos por fuera las sensaciones corporales o físicas que tenemos desde la cabeza a los pies. Podemos notar que se nos frunce el ceño, como un nudo en la garganta, apretamos las manos, se nos tensa una parte o todo el cuerpo...etc.

Pensando en esa situación desagradable, dime...

¿Qué sensaciones físicas, en el cuerpo sientes en tu cabeza?

¿Qué sensaciones corporales o físicas sientes en tu cuello?

¿Qué sensaciones corporales o físicas sientes en tus brazos?

¿Qué sensaciones corporales o físicas sientes en tus manos?

¿Qué sensaciones corporales o físicas sientes en tu espalda y tronco?

¿Qué sensaciones corporales o físicas sientes en tus piernas?

¿Qué sensaciones corporales o físicas sientes en tus pies?

Ahora desde la cabeza a los pies, fíjate qué sensaciones internas o emociones sientes. Por ejemplo, puedes sentir el corazón acelerado, estómago revuelto, tristeza, malestar general...etc.
*(No se preocupen por sentir todo esto... Es imprescindible reconocer estas sensaciones).*

Al contar hasta tres, abrirás los ojos lentamente y muy tranquilo, encontrándote de nuevo en esta habitación, 1, 2 y 3 *(Contar despacio)"*

Después de estos dos ejercicios en que el niño empieza a reconocer de qué manera su cuerpo actúa ante lo que cree agradable y lo que no, debemos volver a repetir la primera meditación con la imagen agradable para que acabe con sensaciones de alegría y serenidad. Esta será la meditación número 3.

Podrán comprobar, que al repetirlo, suelen encontrar más sensaciones y sentimientos agradables que al hacerlo por primera vez.

## Meditación 3

"Con los ojos cerrados, respiramos 3 veces profunda y lentamente.

Piensa en algo, alguien o una situación que te produzca felicidad y paz.

Avísame cuando ya lo sepas. *(Espere a que se lo confirme para continuar).*

Visualizando y pensando en esa situación, presta atención a  tu cuerpo y en las sensaciones físicas que tienes.

Recorreremos todo el cuerpo desde la cabeza bajando hacia los pies.

*(Preguntarle ahora muy despacito al niño, dándole tiempo para identificar sus sensaciones en cada parte del cuerpo)...*

Mientras piensas en esa situación agradable de paz y felicidad, dime...

¿Qué sensaciones físicas, en el cuerpo sientes en tu cabeza?

Puede ser hormigueo, pinchacitos, una sonrisa, un escalofrío, una sensación de amor (localizada o no en una parte del cuerpo)... o simplemente no sentir nada.

¿Qué sensaciones corporales o físicas sientes en tu cuello?

¿Qué sensaciones corporales o físicas sientes en tus brazos?

¿Qué sensaciones corporales o físicas sientes en tus manos?

¿Qué sensaciones corporales o físicas sientes en tu espalda y tronco?

¿Qué sensaciones corporales o físicas sientes en tus piernas?

¿Qué sensaciones corporales o físicas sientes en tus pies?

Y ahora dime, ¿qué sensaciones internas o emociones tienes con esa imagen?

Puedes sentir, paz, escalofrío interno, alegría, satisfacción, amor, serenidad... *(Dar tiempo, puede costarle expresar con palabras lo que siente, por eso se le puede ayudar dándole algunos ejemplos).*

Al contar hasta tres, abrirás los ojos lentamente y muy tranquilo, encontrándote de nuevo en esta habitación, 1, 2 y 3 *(Contar despacio)*"

## Ejercicio 2

Se trata de hacer la primera meditación de antes, pero esta vez, sin tener que recorrer el cuerpo y sintiendo un objeto.

Puede coger una muñeca o peluche, un colgante, cualquier objeto que le resulte a "primera vista" agradable. Puede utilizar también algún mineral o pequeños cuarzos, preferiblemente de color rosa pero pueden usar cualquier objeto que les produzca buena sensación.

Agarre el objeto con la mano izquierda, o con las dos manos si el objeto es grande y así lo prefiere.

## Meditación 1

"Con los ojos cerrados, respiramos 3 veces profunda y lentamente.

Pon toda tu atención en el cuarzo rosa *(u objeto que hayan elegido)*, y "siente el objeto".

*(Dejen aquí unos 20 segundos mínimo para que el niño se conecte con el cuarzo u objeto elegido)*

-¿Qué sensaciones físicas o corporales te produce el cuarzo *(u objeto elegido)*?

Puedes decírmelas o pensarlas, sólo avísame cuando hayas acabado.

*(Den de nuevo 20 segundos mínimo de tiempo después de cada pregunta).*

-¿Qué emociones o sensaciones internas te produce?

Al contar hasta tres, abrirás los ojos lentamente y muy tranquilo, encontrándote de nuevo en esta habitación, 1, 2 y 3 *(Contar despacio)*"

Como ven, es importante un adulto para guiar al niño. A veces, es fácil que los niños no comprendan algo y los adultos les expliquen el proceso. Un niño puede confundir una sensación física con una emoción.

No es necesario repetir el ejercicio con un objeto que no les guste. Lo importante de este ejercicio es saber que un objeto inanimado también podemos sentirlo. Con los minerales es mucho más fácil conseguirlo ya que tienen una vibración y una conciencia interna. Los niños al ser más sensibles logran captar estas sensaciones mejor. El cuarzo por norma general produce sensaciones agradables. Si produce emociones negativas, estará ligado a un recuerdo anterior. También pueden probar a hacerlo con algún otro mineral que tengan por casa. Estos ejercicios pueden hacerse tantas veces como se deseen. Cuantas más veces lo hagamos, más aprenderemos a "sentir".
Si los hacen, recuerden siempre acabar con una meditación de recuerdo agradable.

A veces puede pasar que en una meditación de un bonito recuerdo se entrecrucen pensamientos o imágenes que no nos gusten. Son nuestros miedos y nuestra mente que no está acostumbrada a estar en silencio.

Por norma general, ocurre más a adultos que a niños, pero si se encuentra en esta situación, dígale lo siguiente al niño:

*"Vamos a hablarle a esa imagen que no te deja disfrutar de tus recuerdos agradables. Dile. Hola imagen, te doy las gracias por estar aquí, pero permíteme ahora disfrutar de mis recuerdos agradables, apártate junto con la mente y permitidme disfrutar ahora. Gracias por hacerlo"*

Después de ello, volver al recuerdo bonito hablándole al niño, con una tonalidad de alegría y paz, sintiendo estas emociones también usted, pues le ayudará a conectar mejor al niño.

Si aun así, el niño no puede conectar con sensaciones agradables, dejen el ejercicio para otra ocasión. Quizá no tenga ganas o no sea capaz de relajarse en ese instante.

Las meditaciones sólo deben hacerse si el niño lo desea. Si alguna vez su hijo o un niño le muestra interés por hacerlas, intenten dejar lo que estén haciendo en ese momento para trabajar con él. Si le dan negativas, o no ponen entusiasmo, el niño puede relacionar las meditaciones o el "sentir" con emociones de rechazo. Si verdaderamente no pueden hacerlas, explíquele con cariño que en otro momento lo ayudará o ponga un día y una hora y respete esa fecha para él.

No se deben hacer nunca las meditaciones con prisa.

Deben tomarse este manual como un juego, como algo divertido y es con esas emociones de entusiasmo que deben hacerlo. Si el tutor o el niño no son capaces de hacer los ejercicios con ilusión, entonces déjenlo para otro día. ¡El manual esta para disfrutarlo!

# PREGUNTAS PARA DESCUBRIR TU PROPÓSITO DE ESTA VIDA

Ahora que el niño ha conocido un poquito más como siente su cuerpo y qué reacciones y emociones principales tiene, vamos a ir respondiendo las siguientes preguntas desde el "sentir". Eso significa, que se debe estar tranquilo, en un ambiente sereno, sin nada que disturbe o distraiga.

Para ello, se le formula la pregunta en un estado de paz interior y le decimos al niño que lleve la pregunta al corazón. Respirando se comprueba las sensaciones del cuerpo. Si la sensación es buena, continuaremos con las preguntas. Si la sensación es desagradable, apuntaremos NO, o simplemente la dejaremos en blanco y pasaremos a la siguiente pregunta.

Si el niño o nosotros nos encontramos mal o preocupados no haremos los ejercicios. No pasa nada por esperar. Este manual debe hacerse de la manera más correcta posible.

Si al formular la pregunta pensamos que responde la mente, podemos hacer lo siguiente. Le "hablamos" a nuestra mente y le decimos:

*"Hola mente, sé que estas aquí, te pido por favor que respetes sólo un momento de mi tiempo para sentir esta pregunta y no interfieras en la respuesta. Después podrás volver de nuevo. Gracias por tu comprensión".*

Si aun así creen que es la mente quien responde, no se preocupen, déjenlo para otro momento. Cuando le repitan más tarde la pregunta, si la respuesta es la misma, entonces anótenla.

Les recomiendo que cada vez que abran el libro hagan antes la meditación 1 del ejercicio 1 o 2 para "sentir". Es una buena manera de empezar a responder con el corazón y no con la mente. Además, cada vez que lo hagan, se darán cuenta que cuesta menos reconocer las sensaciones corporales y emocionales y estarán desarrollando ese sentido único de cada uno.

*¡Recuerda!*
*Si no sabes que responder,*
*envía la pregunta al corazón y dale luz* ♡

IMPORTANTE: Pedimos al adulto que se lea los ejercicios enteros antes de hacerlos con el niño. Después, cuando haya comprendido el proceso, puede leérselo al niño.

RECUERDA: Fórmula la pregunta, llévala al corazón, y respira. Después responde.

**-¿Si lo supieras, qué crees que has venido a hacer en la Tierra?**
**-¿Qué sabes del amor? ¿Qué es para ti el amor?**
**-¿Qué sabes del amor incondicional?**
**-¿Cuántos años realmente crees que tienes?**
**-¿Sabes cuál ha sido tu última profesión o trabajo en esta u otra vida anterior?... ¿Y te hacía feliz?**

Ahora pongan todas estas respuestas en un solo párrafo y leérselo al niño antes de ir a las siguientes preguntas.

Ejemplo de Clara, 11 años:

*"Creo que he venido a vivir y a cuidar de los animales. El amor es una sensación de cariño. Tengo 72 años y mi último trabajo ha sido delegada de clase*

*¡Recuerda!*
*Si no sabes que responder,*
*envía la pregunta al corazón y dale luz* ♡

*y me hacía feliz, pero me sentía nerviosa y desconcertada."*

Como verán a veces un niño puede decir edades que no corresponden a las actuales o profesiones que en esta vida no han hecho, pero por favor, no lo juzguen ni le digan que "no puede ser". Tómenlas como buenas y anótelas tal cual lo explique el niño. Estas preguntas pretenden empezar a tomar conciencia de nuestro ser interior.

La diferencia entre el amor y el amor incondicional es la siguiente. El amor incondicional es el amor verdadero. Es amar a alguien sin juzgarlo, sin criticarlo por sus actos, sin intentar cambiarlo a nuestra manera. Es amarlo por la valentía de estar viviendo experiencias y aprendiendo lecciones. Amarlo porque es maestro nuestro y aprendemos también nosotros gracias a él. Es dar con el corazón sin esperar nada a cambio. Simplemente es aceptar a la otra persona (o también animal, planta y todo ser vivo) tal cuál es. Hay niños que esta diferencia la saben de manera innata, pero sino, explíquensela, para que simplemente la vuelvan a recordar.

*¡Recuerda!*
*Si no sabes que responder,*
*envía la pregunta al corazón y dale luz* ♡

Continuamos.

**-¿Te gusta estar con personas o mejor hacer las cosas solo?**
**-¿Prefieres estar rodeado de animales o de personas?**
**-¿Te gusta estar rodeado de plantas y naturaleza?**
**-¿Qué te interesa más, la tierra, el agua o el cielo?**

**Si por ejemplo responde** *agua.*

**¿Qué es lo que te atrae del** *agua*? **¿Qué te interesa de ella?**

Si responde que las tres le interesan por igual no es necesario hacer la última pregunta.
Escriba de nuevo las respuestas como si fuera un solo párrafo y leerlo. El niño así empezará a reconocer por lo que se siente más atraído y más cómodo.

Ejemplo de Clara:

*"Me gusta estar y hacer casi siempre las cosas con personas. Prefiero estar rodeada de personas que me comprenden y me pueden ayudar pero también me gusta mucho estar con los animales.*

*¡Recuerda!*
*Si no sabes que responder,*
*envía la pregunta al corazón y dale luz*  ♡

*Me gusta estar rodeada de plantas y de la naturaleza si no hay bichos que me molesten como mosquitos, moscas, abejas y avispas.*

*Me interesa la tierra, el agua y el cielo por un igual"*

Continuamos.

El próximo ejercicio se hace con los ojos cerrados, sentado o tumbado.

**Imagínate que estas en una casa viviendo. Cuando te la imagines avísame.**

**-¿Cómo es?**

**-¿Esta en la montaña, en la playa, en la ciudad o en qué otro lugar?**

**-¿Te gustaría vivir solo o acompañado?**

**-¿Es tu casa actual?**

**Ahora visualiza, si no lo has hecho antes, que ya estás trabajando y económicamente estás bien. Imagínate ahora la casa en la que te gustaría vivir realmente, la casa de tus sueños.**

**-¿Es la misma?**

**-Si es otra. ¿Dónde está? Playa, montaña...**

**-¿Estas en esta casa viviendo sola o acompañada?**

*¡Recuerda!*
*Si no sabes que responder,*
*envía la pregunta al corazón y dale luz*  ♡

Estas preguntas pretenden reconocer en nuestro interior, cómo nos vemos ahora y cómo en realidad nos gustaría vernos.

Nuestro objetivo es que consigan estar en esta vida en la segunda casa ya que es la que corresponde a su propósito de vida. Si algún adulto, se encuentra en la primera casa viviendo, aquí quizá debería plantearse que hay algo que no está conforme a su propósito de vida. Es decir, no es que necesite un cambio de casa, pero si algún cambio interior que le permita sentirse seguro y próspero en la casa en la que vive. Ese sería el primer paso.

Para las siguientes preguntas ya se pueden abrir los ojos. Recuerda responder con el corazón.

**-¿Te sientes bien de salud?**
**-¿Que cambiarías de tu salud?**
**-¿Te sientes feliz?**
     **Si responde NO SÉ.** Preguntar: **¿Y si supieras?** *(Llevar la pregunta al corazón y enviarle luz si no se sabe la respuesta.)*
     Quizá el niño tarde en responder esta pregunta, no se impacienten. Si al final no responde nada, no tiene importancia. Dejarla en blanco. Quizá la respuesta la descubran más adelante.

*¡Recuerda!*
*Si no sabes que responder,*
*envía la pregunta al corazón y dale luz* ♡

**Si responde SI. ¿Qué más podría haber en tu vida para continuar siendo feliz?**

**Si responde NO. ¿A qué se debe?**

**¿Crees que podrías ser feliz?**

**Si responde NO...¿Estás seguro?**

**¿Qué te haría sentirte feliz ahora?**

**-¿Algo más que quieras añadir?**

Hay que dar tiempo al niño (o a sí mismo al adulto) pues estas preguntas a veces tienen respuestas muy largas. Escriban tanto como haga falta.

Repetir las preguntas al niño si notan que va a la mente.

Toda persona debe sentirse capaz de ser feliz, si no, hay un bloqueo importante emocional.

Hasta que una persona, niño o adulto no se sienta capaz de sentirse feliz, no se puede pasar a la siguiente pregunta. Así que, si se encuentran con alguien que no tiene una sola motivación o motivo para sentirse feliz, debe replantearse esta pregunta tantas veces como haga falta hasta que recuperen un motivo de felicidad en esta vida.

La pregunta puede ser enviada al corazón y darle luz. A veces con este simple gesto, descubren un motivo o sensación de felicidad.

*¡Recuerda!*
*Si no sabes que responder,*
*envía la pregunta al corazón y dale luz*  ♡

Estas respuestas a veces llevan a lo material, al "tener, para ser feliz", por eso es importante a veces asegurarse. Cuando preguntas si están seguros...muchos cambian la respuesta, y acaban poniendo motivos internos "de, y para ser feliz".

Cerramos los ojos para responder las siguientes preguntas divididas en 4 bloques. Anoten las respuestas.

**1-¿Hay alguna persona que NO te gusta en tu vida?**
**Piensa en ella un momento...**
Dejar unos segundos...
**Esa persona está o ha estado en tu camino para algo.**
**-¿Qué crees que te ha venido a enseñar esa persona?**
**-¿Y qué crees que esa persona está aprendiendo o ha aprendido de ti?**
**Si responde NADA.** Decirle... **Siempre hay un aprendizaje. Pon esa persona en tu corazón y dime aunque sea una palabra ¿qué ha aprendido o está aprendiendo de ti esa persona?**

*¡Recuerda!*
*Si no sabes que responder,*
*envía la pregunta al corazón y dale luz* ♡

-**¿Crees que ha sido importante conocer a esa persona?**

**Si responde NO. Si esa persona te ha enseñado algo, o tú le has enseñado algo ¿No crees que ha sido importante vuestro encuentro?**

-**¿Quieres mandarle luz y amor?**

**Si responde SI. Adelante, mándasela. Envuélvela en luz desde su corazón hacia fuera e ilumínala entera.**

Si no quiere, no pasa nada. Continuar con normalidad.

**2-¿Hay algún animal que no te gusta en tu vida, que te desagrade cuando lo ves?**

Si la respuesta es afirmativa, continuar. Si es negativa, saltar a las preguntas del bloque 3.

**Ahora piensa en él o en ellos.**

-**¿Para qué crees que existe ese animal o animales que a ti no te gustan?**

-**¿Crees que ha sido importante para ti, conocer a ese animal o animales?**

**Si responde NO. ¿Seguro? Piensa qué te ha aportado o enseñado.**

Si sigue negando no pasa nada. Pasar a la siguiente pregunta.

*¡Recuerda!*
*Si no sabes que responder,*
*envía la pregunta al corazón y dale luz* ♡

**-¿Quieres mandarle luz y amor a ese animal o animales?**

**Si responde SI. Adelante, mándasela. Envuélvelo en luz desde su corazón hacia fuera e ilumínalo entero.** Si hay más de uno, el niño puede elegir iluminarlos uno por uno, o hacerlos todos a la vez.

Si no quiere, continuar con normalidad.

**3-¿Hay algún "otro ser" que no sea persona o animal, que no te guste o no te haya gustado en tu vida?**

**Si responden NO.** Saltar las preguntas relacionadas abajo, y continuar con las preguntas del bloque 4.

**Si sonríen o ríen, suele ser un SI.** Anímenles sin juzgar y sin opinar a lo que respondan.

**¿Cómo son "esos seres"? ¿Tienen alguna forma?**

Si no quieren describir como son. **¿Puedes ponerles nombre/s?**

Por favor, sean pacientes en este punto con los niños y no nieguen nada de lo que les digan por muy extraño que les parezca.

*¡Recuerda!*
*Si no sabes que responder,*
*envía la pregunta al corazón y dale luz*

No juzguen al niño si dice haber conocido a "otros seres". No muestren rareza o preocupación. Háganle que se sienta cómodo con usted.

Si la contestan, es porque en su imaginación han estado o están "esos seres" que simplemente pueden ser energías que captan de otras personas. Los niños son más sensibles que los adultos y por tanto son capaces de sentir o imaginar "lo que sienten y no es suyo".

No teman nada de lo que los niños digan por extraño que les parezca. Tómenselo como un juego. Si el niño es consciente de esta posibilidad es más fácil para él saber discernir entre su campo energético y lo que "no le pertenece" a su campo energético. Con ello, puede auto-limpiarse él solo de energías densas, y crecer más sano.

Más de un adulto se sorprenderá a sí mismo al responder de manera afirmativa a esta pregunta. Le animo también a usted, que a pesar de lo "loco" que crea estar al responder que sí a esta pregunta, son muchas las personas que descubren o recuerdan, que de niños o en algún momento determinado de esta vida, se han sentido "acompañados" o incómodos en alguna situación. Esta sensación no es mala ni negativa. No hay que temerla, es más habitual de lo que su mente racional pueda creer.

*¡Recuerda!*
*Si no sabes que responder,*
*envía la pregunta al corazón y dale luz* ♡

Repito, tómenselo como un juego, y respondan aquello que su corazón sienta.

**-Ahora piensa en "ese ser" o "esos seres".**
**¿Para qué crees que lo/s has sentido? ¿Qué te transmite/n o te transmitía/n?**

**Si responde NO SÉ... ¿Y si lo supieras? Di o escribe lo primero que te venga.**
**-¿Quieres mandarle luz y amor?**

**Si responde SI...Adelante, mándasela. Envuélvelo en luz desde su corazón hacia fuera e ilumínalo entero.** Si hay más de uno, el niño puede elegir iluminarlos uno por uno, o hacerlos todos a la vez.

Si no quiere, continuar con normalidad.

Una vez llegados hasta aquí, si quieren descansar no cierren el libro sin antes acabar con las preguntas del siguiente bloque número 4.

**4-¿Hay algún "otro ser" que no sea animal o persona que SI te ha gustado o te guste en esta vida?**

**Si responde SI. ¿Es uno o más de uno? ¿Sabes cómo se llama/n? Si no, puedes ponerles un nombre.** Si el niño no quiere ponerles nombres, llámelos usted por algún número. No elegiremos

*¡Recuerda!*
*Si no sabes que responder,*
*envía la pregunta al corazón y dale luz*  ♡

nombres por si el niño relaciona el nombre con alguna persona que no le gusta.

**¿Para qué esta/n contigo, o para qué ha/n estado contigo?**

**Si responde NO SÉ. ¿Y si lo supieras? Di o escribe lo primero que te venga.**

**Si hay varios, ir de uno en uno haciéndole estas preguntas:**

**-¿Qué te transmite o te trasmitió "el ser" ... (digan su nombre o número)?**

**-¿Quieres decirle tu algo?**

**Si responde SI.** Adelante, **puedes decírselo en voz alta o en silencio.**

**Si responde NO.** Continuar.

Estas últimas preguntas son para que desde "el sentir" aprendan a discernir qué energías son buenas y qué les transmiten.

Por sí solos ya lo saben, pero algunos niños necesitan aprender esta diferencia.

Ahora sería recomendable pero no imprescindible escribir todas las respuestas de las últimas 4 preguntas como si fuera un párrafo. Desde la primera a la última y después leérsela al niño.

*¡Recuerda!*
*Si no sabes que responder,*
*envía la pregunta al corazón y dale luz* ♡

En todas las respuestas se reconocerá tal cuál es, desde el corazón, y sabrá reconocer si necesita hacer algún cambio para "ser feliz".

Nosotros sólo debemos leer, y no opinar nada de lo que hayan respondido a no ser que sean ellos quienes nos pregunten.

Los niños saben que existe la tristeza, la preocupación y el dolor interno, primero porque lo han visto en los demás, y segundo porque han aprendido de ello y lo han reconocido en sí mismos. Un niño es sabio por dentro, y comprobarán que aunque se siente mal, al final, reconoce esa tristeza o dolor y después se libera de ella y continúa siendo feliz. A diferencia del niño, hay adultos que han aprendido a actuar con el mismo dolor, rabia y tristeza que sintieron una vez. No sólo la viven en un determinado momento sino que se llevan todas esas emociones y luego actúan con ellas. No es un buen ejemplo para el niño ya que aprenden imitando a los adultos.

Por ello, leer las respuestas como si fueran un artículo les ayudará a comprender cuál es su base, la del amor o la del miedo. Y seguramente, a partir de aquí, habrá situaciones que se les presenten y actuarán de diversa manera, porque habrán decidido soltar parte o todas esas emociones, y actuar desde el corazón.

*¡Recuerda!*
*Si no sabes que responder,*
*envía la pregunta al corazón y dale luz*  ♡

Ejemplo de Clara:

*"Las personas que no me han gustado han venido a enseñarme este tipo de "cosas espirituales". He aprendido de esas personas las cosas malas de la vida. Sí que ha sido importante para mí conocerlas. Me desagradan los mosquitos y supongo que habrá sido importante conocerlos. No me gustan los fantasmas. Aparecen y desaparecen. No se ven pero hacen ruido. Los he sentido para tener esa sensación y reconocerlos".*

Como veis, la base de Clara es el miedo, y sería importante que reconociera que la solución está en el amor, en el amor incluso a lo que nos desagrada. Cambiar la perspectiva de "lo que no gusta" a "una oportunidad de conocer" desde el amor. Por ejemplo, conocer a través de documentales el mundo de los mosquitos, como viven y lo importante que son para el ciclo de la vida.

El mundo de lo etérico y de los seres que no vemos es un desconocido todavía para adultos y niños, y sería recomendable acudir a algún curso, taller, o leer al respecto, y comprobar el amor que se encuentra en estos seres. Hay que comprenderlos y quitarnos las ideas preconcebidas y el miedo del que nos empapan de manera equivocada las

*¡Recuerda!*
*Si no sabes que responder,*
*envía la pregunta al corazón y dale luz* ♡

películas y medios de comunicación. Si alguna vez, un niño no se siente bien con alguna presencia, decirle que preste su atención al corazón y lo ilumine de luz blanca. También que se envuelva en un huevo de color azul, donde se sienta protegido.

Si son "seres de luz", te hacen sentirte en paz y lleno de amor. Pueden ser guías o seres que los estén ayudando o guiando.

Como dijo Wayne Dyer:

*"Si supieras quien te acompaña, nunca más volverías a tener miedo".*

Continuamos.

**-¿Has tenido alguna vez ganas de matar a un animal o persona?**

**Si responde SI. ¿Qué es lo que te ha impedido hacerlo?**

**Si lo has hecho. ¿Qué has conseguido como beneficio al hacerlo?**

No se asusten si responden sí. Es bastante común. Intentamos con estas preguntas, des-racionalizar y quitarle importancia al pensar. Con las respuestas se consigue saber cuáles han sido los sentimientos principales que le han llevado a ese pensamiento. Porque el pensamiento va antes precedido de una

*¡Recuerda!*
*Si no sabes que responder,*
*envía la pregunta al corazón y dale luz* ♡

emoción, y es esa la que hay que liberar, pues al liberar la emoción, no existirá ese pensamiento.

**-¿Te sientes bien al haber pensado en matar?**
**-¿Qué piensas de la muerte?**
**-¿Qué crees que pasa con el cuerpo físico cuando mueres?**
**-¿Y qué crees que pasa con el alma o con tu energía cuando mueres?**

Leer el párrafo de abajo al niño después de haber respondido.
**Ahora quiero decirte que da igual lo que hayas pensado. Quiero que sepas que se pueden pensar muchas cosas. Pensar no es malo, ya que somos seres que piensan. Lo importante es que sepas CÓMO TE SIENTES cuando piensas algo. Si un pensamiento te hace sentirte mal, pregúntate *¿qué emoción me produce este malestar?* La mayoría de nuestros pensamientos de malestar tienen su base en la rabia y en el miedo.**

**Si lo que sientes es rabia o algo parecido, prueba a decirte lo siguiente:**
***"Me libero de esta rabia, perdonándome y perdonando a la persona o situación que me ha***

*¡Recuerda!*
*Si no sabes que responder,*
*envía la pregunta al corazón y dale luz* ♡

*hecho sentir así. Pido a la rabia que desaparezca, ya no me hace falta. Le doy las gracias por hacerme más fuerte interiormente. Gracias y adiós".*

**Si lo que sientes es miedo:**

*"Amado miedo, te agradezco que me hayas enseñado que éste no es el camino, te meto en mi corazón donde sólo hay amor incondicional y luz, y desaparecerás. Gracias y adiós"*

Todavía hay mucha creencia de que la muerte es algo negativo. En realidad todos sabemos que estamos aquí de manera temporal, pero el apego, no solo a las personas sino también a los animales o cosas, nos impide desprendernos de ellos con naturalidad. La muerte de una persona es una transición, de un estado físico al estado original, el etérico, el energético (el Alma). Se llora al ser querido porque vivimos en un mundo de emociones, y si algo nos producía emociones positivas, después al no tenerlas, es como si faltara algo que nos hacía sentirnos bien.

También hay culturas que viven la muerte con alegría por la persona fallecida porque conocen este paso de transición aunque luego necesiten su periodo de adaptación a la vida sin esa persona.

*¡Recuerda!*
*Si no sabes que responder,*
*envía la pregunta al corazón y dale luz* ♡

Recuerden que la muerte no es negativa, sino necesaria para la evolución de la persona y de la humanidad.

Este tema es muy denso de explicar, pero hagan comprender esto al niño, para que no viva la muerte de manera negativa o equivocada.

Podemos tener distintas creencias sobre la muerte y la vida, por eso, acepten de este manual solamente aquello que ustedes sientan como verdadero, y agradezcan que hayan diferentes formas de pensamiento. Lo importante es que lo que hagan, digan, sientan y piensen esté en armonía y su base sea el amor incondicional.

Después de estas preguntas debemos pasar a las siguientes antes de cerrar el libro o acabar el día de hoy.

**Cerramos los ojos.**
**-Imagínate  tumbado relajado o jugando en la playa.**
Dejamos unos 20 segundos.
**-Ahora imagínate tumbado relajado o jugando en casa. Solo o acompañado, como prefieras.**
Dejamos unos 20 segundos.
**-Ahora imagínate tumbado relajado o jugando en una montaña o jardín.**

*¡Recuerda!*
*Si no sabes que responder,*
*envía la pregunta al corazón y dale luz* ♡

Dejamos unos 20 segundos
**-¿Cuál de los tres sitios te gusta más?**

Estas últimas preguntas sólo tiene la función de acabar con una sonrisa en el niño y desviar la atención del ejercicio anterior.

Los siguientes ejercicios son por temáticas principales.
No tienen un orden establecido. Simplemente se separan por bloques.

**-¿Qué piensas sobre la alimentación, sobre lo que comemos o bebemos?**
**-¿Te gusta saber de dónde vienen y proceden los alimentos y las bebidas?**
**-¿Qué sabes de la comida ecológica?**
**-¿Has visto algún documental sobre la alimentación?**
**-¿Sabes qué ocurre con el alimento cuando llega a nuestro estómago y en qué se convierte?**
**-¿Agradeces antes de comer a todos los seres vivos que han hecho posible que puedas nutrirte?**

Estas preguntas si les resultan interesantes y saben responderlas podríamos decir que el propósito del

*¡Recuerda!*
*Si no sabes que responder,*
*envía la pregunta al corazón y dale luz* ♡

niño tiene que ver con la alimentación y/o nutrición. Si ha contestado que no sabe, y en los próximos días se interesa por este tema, también puede ser su propósito de vida.

El niño debe ser consciente que cuando tiene alimento en el plato, muchas personas, animales y plantas han estado contribuyendo para que él pueda nutrirse. Cuando te haces consciente de ello, deja de ser algo "que hay que tragar", para agradecer a muchos que su tiempo y su vida "me hace vivir a mí".

------------

-**¿Qué piensas sobre las personas?**
-**¿Te gusta relacionarte con más niños o prefieres estar solo?**
-**¿Sabes para qué hay personas en la Tierra?**
        **Si responde NO...¿Y si lo supieras?**
-**¿Observas cómo se comportan otros niños distintos que tú?**
-**¿Te gusta ayudar a otros niños o personas?**

Si las respuestas de este último párrafo son afirmativas y/o largas, es por seguro que este niño se formará en algo relacionado con las personas o su comportamiento.

*¡Recuerda!*
*Si no sabes que responder,*
*envía la pregunta al corazón y dale luz*  ♡

Si no quiere contestarlas o no muestra interés, el estudio de las personas o su comportamiento no estarán en su camino.

Las profesiones relacionadas con estas preguntas, son psicología, medicina y toda su rama.

Se incluyen las ONG, o servicios de ayuda a personas.

———————————

**-¿Qué sabes de los minerales?**
**-¿Y de las piedras?**
**-¿Sabes cómo se formaron?**
**-¿Has cogido alguna piedra porque te gustaba o te hacía sentirte bien?**

Lo mismo que antes. Si las respuestas han sido afirmativas y/o largas, el propósito de este niño tendrá que ver con los minerales, piedras y la formación y creación de la Tierra.

Si ha contestado que no sabe, y en los próximos días se interesa por este tema, también puede ser su propósito de vida.

———————————

**-¿Te gusta rezar?**
**-¿Hablas con otras energías que no ves?**
**-¿Hablas sólo?**

*¡Recuerda!*
*Si no sabes que responder,*
*envía la pregunta al corazón y dale luz* ♡

**-¿Te interesas en saber o averiguar para qué ocurren ciertas situaciones que algunas personas no te saben explicar?**

Si ha respondido afirmativamente a tres preguntas, probablemente este niño tendrá un propósito relacionado con la espiritualidad o la filosofía.

_____

**- ¿Te gusta ver a las personas con collares, anillos y pulseras o te da igual?**
**-¿Te fijas en la ropa que llevan los demás o no te interesa?**

Los adultos nos fijamos en los detalles o ropas de las personas porque hemos aprendido lo que es la moda, el gusto propio y la comparación de unos con otros, pero los niños todavía no se fijan si otros van vestidos de una determinada manera u otra a no ser que se lo hayamos explicado los adultos. Solo les preocupa lo emocional, si se han enfadado entre ellos o no pueden estar jugando juntos...etc. Por eso, un niño que se fija en los detalles tendrá un trabajo detallista y que no tiene por qué estar relacionado con la moda. Si se fija a su edad (pongamos los 6 años de media) en la ropa o en cómo combinan los conjuntos, colores o accesorios, entonces puede ser

*¡Recuerda!*
*Si no sabes que responder,*
*envía la pregunta al corazón y dale luz*  ♡

atraído por un trabajo que tenga que ver que con el diseño, venta de ropa o relacionado con la moda.

———————————

Ahora dime:

-¿Qué te entusiasma hacer?

-¿Qué te hace reír?

-¿Hay alguna cosa que te guste mucho tener entre las manos?

-¿Hay algo que despierte tu interés mucho?

-¿Te gusta hablar delante de la gente?

-¿Te apasiona la tecnología?

-¿Te apasiona alguna máquina y te gustaría saber cómo es por dentro? ¿Cuál?

-¿Te gusta bailar o prefieres estar sentada?

-¿Te gusta hacer ejercicio o deporte?

-¿Conoces gente famosa del deporte?

-¿Te gusta cantar?

-¿Qué tipo de música escuchas? Clásica, moderna, pop...

-¿Conoces la biografía o vida de algún cantante, deportista, presentador, artista...?

-¿Has hecho alguna vez teatro?

      Si responde SI... ¿Te gustó interpretar?

-¿Has ido alguna vez a ver una obra de teatro?

      Si responde SI... ¿Te gustó?

-¿Te gusta escribir?

*¡Recuerda!*
*Si no sabes que responder,*
*envía la pregunta al corazón y dale luz*  ♡

**-¿Has escrito alguna vez algún artículo, cuento o algo que te haya apetecido?**

Estas últimas preguntas hay que escribirlas de nuevo como un párrafo entero.

Ejemplo de Clara:

*"Me entusiasma bailar, los animales, saber las cosas que quiero saber y estar acompañada. Me hacen reír los chistes graciosos. Me gusta tener entre las manos animales. Me interesa mucho "estas cosas de cómo sanar y echar las cartas de las hadas". Delante de la gente me da vergüenza hablar. No me apasiona la tecnología, los ordenadores ni las maquinas, pero sí saber cómo son por dentro. Me gusta bailar, cantar y hacer deporte. La música tranquila me gusta. Teatro he hecho una vez pero no me gusta mucho. A veces me gusta escribir, a veces no. Más que sí. He escrito un cuento de pequeña."*

Con estas preguntas se podrán ir haciendo una última idea de hacia dónde gira el propósito de un niño.
Si conocen gente famosa o les interesa la historia de la música o el baile, su propósito avanzará hacia las profesiones artísticas. A un niño no le interesan

49

famosos o artistas importantes de la música, arte o la historia a no ser que esté en su misión trabajar de ello.

En este manual, no se van a nombrar todas las profesiones. Solo se pretende despertar, en el interior del niño aquello que le apasiona y que él mismo averigüe qué le atrae a la hora de servir a los demás.

Todas las preguntas son importantes, y se pueden ampliar incluso más, pero ya no serían necesarias y podrían cansar al niño. El libro pretende enseñar a sentir y responder con el corazón para empezar a actuar con él y seguir en el camino del propósito sin desviarse.

Hay miles de profesiones inusuales, y hay gente que su propósito sencillamente es brillar haga lo que haga o equilibrar con su presencia. De ahí la importancia de aprender a actuar con el sentir.

Si un niño empieza a mostrar interés a partir de ahora por uno de los temas que hemos tratado o incluso otros, y antes no le interesaba, puede entonces que empiece a despertar cuál es por su propósito de vida. Ayúdenle a seguir esa pasión, no lo limite, búsquele documentales o libros de los temas que le interesen. Así podrán descartar también antes si es propósito o simplemente curiosidad.

## Diferencia entre "propósito" y "misión de vida"

Hay que diferenciar propósito, de misión de vida.

Propósito de vida es la causa principal por la cual bajamos a vivir a la Tierra. Es el trabajo que hemos venido a realizar para ayudar y servir a los demás componentes del planeta Tierra y que nos aporta alegría y entusiasmo. De ahí la importancia de averiguarlo en edades tempranas. Estar en tu propósito te evita sufrimientos y años de incomprensión y desubicación personal.

La misión de vida puede ser una o varias. Si no las cumplimos, no pasa nada. Pero si las hacemos, evolucionamos mucho más rápido y nos acercan a nuestro propósito.

Por ejemplo. Mi propósito de vida es sanar el alma de las personas. Una de mis misiones es enseñar pero si no lo hago, no pasa nada. Pero si lo hago, me acercaré de algún modo a mi propósito o me ayudará a mejorarlo y a evolucionar más rápido.

Quizá algún niño o adulto no sea consciente cuando acabe el libro cuál es su propósito de vida. Pero seguro que interiormente se despiertan misiones a realizar. El hacer caso a la intuición desde el corazón y cumplirlas, les acercará a su propósito y será un gran paso evolutivo.

# DIBUJO DE PROPÓSITO DE VIDA

Otra opción para comprender hacia donde encaminarse es a través del dibujo. Para los niños es más fácil expresarse dibujando que con palabras.
Se debe dibujar libremente con lápiz y goma en una hoja tamaño folio respondiendo a la siguiente pregunta:
**¿En qué te gustaría trabajar en esta vida?**

Expresa en el dibujo todo lo que te gustaría que hubiera o estuviera en tu lugar de trabajo. Personas, animales, objetos...etc. Intenta dibujarlo con el máximo de detalles.
Puedes utilizar palabras para ponerle nombres a los objetos, personas o habitaciones... Por ejemplo, "consulta", "sala de espera"... Aunque no es necesario escribirlas si tú ya sabes qué significado tienen tus dibujos.
Este será tu dibujo número 1.

Una vez terminado:

-Ves a un calendario y apúntate dentro de un mes: "volver a dibujar ¿en qué te gustaría trabajar en esta vida?". Este será tu dibujo número 2.

-Después, apunta pasados 2 meses de éste último dibujo: "volver a dibujar ¿en qué te gustaría trabajar en esta vida?". Dibujo número 3.

-Y de nuevo, apunta pasados 6 meses: "volver a dibujar ¿En qué te gustaría trabajar en esta vida?". Dibujo número 4.

En total, debes hacer 4 dibujos.

Ejemplo:

Septiembre: Dibujo 1

Octubre: Dibujo 2

Diciembre: Dibujo 3

Junio del año siguiente: Dibujo 4

Al acabarlos todos, si 3 de los dibujos coinciden, está en tu propósito trabajar de ello.

Ahora les propongo que guarden con cariño su dibujo y sus escritos después de leerlos.

Y si alguno de ustedes o algún niño hacen 3 dibujos iguales o relacionados con el mismo tema, pónganse el último a la vista o cuélguelo de la pared.

Si de pequeños descubrimos el propósito de nuestra vida, nos ahorramos muchos años de desmotivación y de "no saber qué hacer".

Con las preguntas, puede actuar la mente, dibujando solo el corazón. Las preguntas han sido un coadyuvante para el dibujo, despertando la acción desde el corazón, desde el sentir.

# Epílogo

Todos estos ejercicios no pretenden especificar con exactitud el trabajo que hará el niño o usted, ni adivinarlo.

Este manual sólo pretende guiar. Despertar en el interior de cada niño (o adulto), lo que hay dentro de su corazón y poder acercarse con ello al trabajo que le dará la alegría y el entusiasmo de vivir.

El propósito de vida está en el interior de cada uno, por eso las preguntas están relacionadas de manera que ayuden a entrar en el interior del niño o persona y hacerle consciente del camino correcto que debe tomar cuando es el corazón quien decide.

Puede que el niño empiece a tomar interés por temas que ni siquiera estén tratados aquí, pero haberle hablado de que todos tenemos un propósito en la Tierra y aprender a reconocer que en su interior están las respuestas, puede despertar en el niño la chispa de ese propósito y de sus misiones. Por eso les pedimos por favor que no les cierren las puertas a los temas que les interesen. Muestren ustedes también tanto o más interés en las preguntas del niño para que no pierdan su entusiasmo y ayúdenles con libros, excursiones, internet...etc a continuar despertando su pasión. Si no es así, el niño podrá volver a cerrar sus puertas al propósito ya que es lo más sencillo sino se les hace caso o se les desvía la atención con televisión y juegos de consola. Por eso en gran medida depende del adulto, padre o madre, buscarle historias, videos, libros o llevarlo a ver todo lo que esté relacionado en el tema o trabajo que despierte pasión en el niño. Al hacerlo, usted también está cumpliendo con una de sus misiones como padre, madre o tutor del niño. La de guiarlo.

Si aun así el manual no hubiera conseguido los resultados que ustedes esperaban, les aseguro que ya no serán los mismos después de haberlo realizado. Porque cuando aprendemos a "sentir" con el corazón, ya todo tiene otro sentido.
Les animo a que sigan ahora ayudando a los niños a despertar sus habilidades y conocimientos.

Doy las gracias a niños y adultos que estando en el camino del despertar, se han animado a descubrirse a sí mismos.
Gracias.

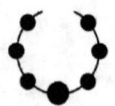